La Guarigione dell'Homo Erectus:

La guida alla guarigione auto-chiropratica per una vita eretta

A cura di: John Mercola

Contenuti

Dichiarazione di non responsabilità

Le informazioni fornite in questo libro sono destinate esclusivamente a scopi informativi e di conoscenza generale. Non intendono sostituire la consulenza, la diagnosi o il trattamento di un medico professionista.

I contenuti di questo libro si basano su ricerche storiche, aneddotiche e scientifiche e, sebbene siano stati compiuti sforzi per garantire l'accuratezza, la conoscenza e la comprensione della medicina sono in continua evoluzione.

Si consiglia vivamente ai lettori di consultare professionisti sanitari qualificati, come medici, oncologi o altri esperti di medicina, prima di prendere qualsiasi decisione o intraprendere qualsiasi piano di trattamento relativo al cancro o a qualsiasi altra condizione medica.

La situazione medica di ogni individuo è unica e le decisioni terapeutiche devono essere prese in collaborazione con un operatore sanitario che possa prendere in considerazione la storia medica specifica, lo stato di salute attuale e le esigenze individuali del paziente.

L'autore e l'editore di questo libro non sono responsabili di eventuali effetti negativi o conseguenze derivanti dall'uso delle informazioni fornite in questo libro.

I lettori sono invitati a esercitare un giudizio critico e una certa discrezione nel considerare qualsiasi approccio terapeutico alternativo o complementare discusso in questo libro.

Questo libro è un punto di partenza per comprendere i potenziali benefici delle terapie naturali nel trattamento del cancro, ma non sostituisce il parere di un medico professionista.

Recuperare l'Homo Erectus:

La guida alla guarigione auto-chiropratica per una vita eretta

Ippocrate, Avicenna (ابن سينا) e Maimonide (موسى بن ميمون) attribuiscono un'importanza capitale allo scheletro e allo stato della colonna vertebrale. Entrambi provenivano da religioni e culture diverse (antica Grecia, musulmani, ebrei), ma tutti concordano su una verità: lo stato della colonna vertebrale è importante per la salute del corpo umano. Sapevano intuitivamente che l'energia passa attraverso la colonna vertebrale. La medicina moderna ignora la colonna vertebrale e il suo stato di salute e di malattia.

Avicenna, nel Canone della medicina, non tralascia una malattia o un organo da curare senza fissare e curare la sublussazione o la deviazione delle vertebre per ristabilire la corrente all'organo che è in agonia e che agisce come una lampadina tremolante in attesa che arrivi la corrente costante per accenderla. Lo facevano prima che il dottor Palmer creasse la scuola di medicina chiropratica o il dottor Still creasse l'osteopatia.

Non è possibile curare o guarire i problemi meccanici con farmaci chimici. Se le vertebre T9 o T10 sono fuori uso, non si possono curare i problemi epatici con pillole o integratori, perché l'integratore non è la corrente. State battendo un cavallo morto.

L'auto-chiropratica è un approccio unico alla salute della colonna vertebrale che consente alle persone di assumere il controllo del proprio benessere praticando tecniche di autoregolazione. Questo metodo fai-da-te si concentra sulla guarigione e sull'allineamento delle proprie vertebre, alleviando le sublussazioni e correggendo la postura senza dover ricorrere a costose sedute di chiropratica professionale. La bellezza dell'autocuratela sta nella sua accessibilità: è adatta sia ai bambini che agli adulti.

Attraverso una serie di esercizi sicuri e facili da seguire, gli individui possono intraprendere un viaggio di autocura, promuovendo non solo la salute della colonna vertebrale, ma anche migliorando la vitalità e il benessere generale.

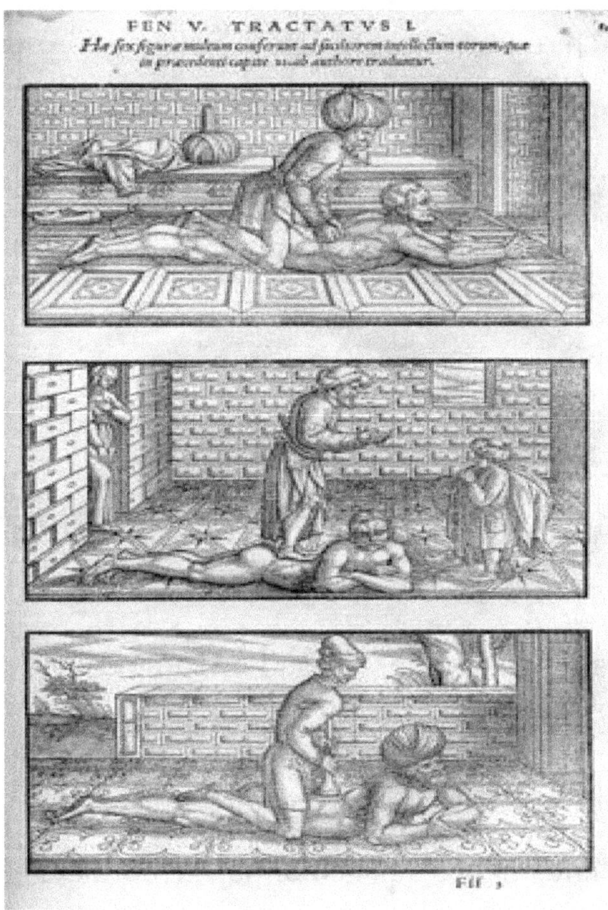

Capire la guarigione auto-chiropratica

La chiropratica è un settore consolidato della medicina alternativa che si occupa principalmente della diagnosi e del trattamento dei disturbi meccanici dell'apparato muscolo-scheletrico, in particolare della colonna vertebrale. La cura chiropratica tradizionale prevede in genere aggiustamenti manuali eseguiti da professionisti qualificati. Tuttavia, l'autocura chiropratica offre un percorso alternativo, consentendo alle persone di effettuare gli aggiustamenti della colonna vertebrale in modo indipendente.

L'essenza della cura auto-chiropratica ruota attorno alla convinzione che il corpo umano abbia una capacità innata di guarire e mantenersi quando è correttamente allineato. Applicando tecniche dolci e controllate, gli individui possono stimolare questo innato potere di guarigione, risolvendo piccoli problemi alla colonna vertebrale e migliorando la loro salute e vitalità generale.

I principi della guarigione auto-chiropratica

L'auto-chiropratica si basa su alcuni principi fondamentali che ne guidano la pratica:

Allineamento: Il punto centrale della cura auto-chiropratica è l'allineamento della colonna vertebrale. Un corretto allineamento della colonna vertebrale è essenziale per la salute generale, in quanto garantisce che il sistema nervoso possa funzionare in modo ottimale, trasmettendo segnali vitali tra il cervello e il corpo.

Sollievo dalle sublussazioni: Le sublussazioni, che sono disallineamenti delle vertebre, possono causare disagio e dolore. La cura auto-chiropratica mira ad alleviare le sublussazioni attraverso tecniche di manipolazione dolci.

Correzione della postura: Una postura scorretta può contribuire a vari problemi di salute, tra cui dolori muscolo-scheletrici e mobilità ridotta. Gli esercizi di autocura sono studiati per correggere i problemi di postura, promuovendo una migliore salute della colonna vertebrale.

Responsabilizzazione: L'autocura chiropratica consente alle persone di assumere un ruolo attivo nella loro salute e nel loro benessere. Imparando e applicando queste tecniche, gli individui possono ridurre la loro dipendenza dai costosi trattamenti chiropratici professionali.

Esercizi sicuri e facili da eseguire

Una delle caratteristiche principali dell'autocura è la sua semplicità. Gli esercizi sono sicuri e possono essere eseguiti con facilità. Se eseguiti con costanza, questi esercizi possono produrre benefici significativi per la salute della colonna vertebrale e la vitalità generale. Esploriamo alcuni dei principali esercizi di autoguarigione:

Stretching spinale: gli esercizi di stretching delicato aiutano a migliorare la flessibilità della colonna vertebrale e ad alleviare la tensione. Spesso questi esercizi prevedono movimenti di flessione e torsione che interessano diverse aree della colonna vertebrale.

<u>Consapevolezza della postura</u>: Prendere coscienza della propria postura è il primo passo per correggerla. L'auto-chiropratica sottolinea l'importanza di mantenere una postura corretta durante le attività quotidiane.

<u>Tecniche di respirazione</u>: Tecniche di respirazione adeguate possono favorire il rilassamento e migliorare l'allineamento della colonna vertebrale. Gli esercizi di respirazione profonda possono essere incorporati nella vostra routine di cura auto-chiropratica.

<u>Movimenti di mobilizzazione</u>: Questi movimenti prevedono rotazioni e allungamenti controllati che favoriscono la mobilità della colonna vertebrale. Possono essere particolarmente utili per alleviare la rigidità e il disagio.

<u>Auto-massaggio</u>: Le tecniche di massaggio delicato possono sciogliere la tensione dei muscoli che circondano la colonna vertebrale, migliorando ulteriormente la salute della colonna.

<u>Rilassamento progressivo</u>: Lo stress può avere un impatto significativo sulla salute della colonna vertebrale. La cura auto-chiropratica spesso include esercizi di rilassamento per ridurre lo stress e la tensione muscolare.

<u>Visualizzazione</u>: Le tecniche di visualizzazione possono essere utilizzate per concentrarsi mentalmente sull'allineamento e sulla salute della colonna vertebrale, promuovendo una connessione mente-corpo.

I benefici della guarigione auto-chiropratica

Impegnarsi quotidianamente in esercizi di autocura può apportare una vasta gamma di benefici:

Miglioramento della salute della colonna vertebrale: L'obiettivo principale della cura auto-chiropratica è quello di migliorare la salute della colonna vertebrale. Affrontando i disallineamenti e le sublussazioni, gli individui possono sperimentare una riduzione del dolore e un miglioramento della mobilità.

Migliore postura: La correzione dei problemi di postura può portare a un maggiore comfort e a una minore sollecitazione della colonna vertebrale. Una postura migliore può anche aumentare la fiducia in se stessi e il benessere generale.

Riduzione dello stress: Molti esercizi di autocura includono tecniche di rilassamento, che possono aiutare a ridurre lo stress e a promuovere un senso di calma.

Maggiore vitalità: Una colonna vertebrale ben allineata e una ridotta tensione muscolare possono portare a un aumento dei livelli di energia e della vitalità generale.

Risparmio sui costi: Uno dei vantaggi più significativi dell'auto-chiropratica è il potenziale risparmio economico. Imparando a eseguire queste tecniche in modo indipendente, gli individui possono ridurre la loro dipendenza dalle cure chiropratiche professionali.

<u>Responsabilizzazione</u>: L'autoguarigione chiropratica consente alle persone di assumere un ruolo attivo nella loro salute e nel loro benessere. Incoraggia un senso di autosufficienza e di responsabilità personale per la propria salute.

<u>Precauzioni di sicurezza</u>

Sebbene la cura auto-chiururgica possa offrire numerosi benefici, è fondamentale affrontarla con attenzione e responsabilità. La sicurezza deve essere sempre la priorità assoluta. Ecco alcune importanti precauzioni di sicurezza da tenere a mente quando si pratica l'auto-chiropratica:

<u>Consultazione:</u> Prima di iniziare una qualsiasi routine di guarigione auto-chiropratica, è consigliabile consultare un operatore sanitario qualificato, in particolare se si hanno condizioni mediche di base o preoccupazioni sulla salute della colonna vertebrale.

<u>Autovalutazione</u>: Comprendere i limiti del proprio corpo e ascoltarlo. Se un esercizio o un aggiustamento provoca dolore o fastidio oltre a una lieve sensazione di stiramento, sospendetelo e rivolgetevi a un professionista.

<u>Coerenza</u>: La costanza è fondamentale per vedere i benefici della cura auto-chiropratica. Tuttavia, esagerare può portare a sforzi o lesioni. Iniziate lentamente e aumentate gradualmente l'intensità e la durata degli esercizi.

<u>Tecnica corretta</u>: Assicurarsi di utilizzare una tecnica corretta per ogni esercizio. Una forma scorretta può portare a conseguenze indesiderate o a lesioni.

Sapere quando rivolgersi a un professionista: L'autocura non sostituisce le cure chiropratiche professionali. In caso di problemi spinali gravi o persistenti, è essenziale rivolgersi a un chiropratico o a un operatore sanitario autorizzato.

Disclaimer: in tutti i materiali relativi all'autoguarigione chiropratica deve essere inserito un disclaimer ben visibile, che sottolinei che le informazioni sono solo a scopo educativo e non sostituiscono la consulenza medica professionale.

Incorporare la guarigione auto-chiropratica nella vita quotidiana

Per trarre il massimo beneficio dalla cura auto-chiropratica, è importante integrarla nella vostra routine quotidiana. Ecco come integrare queste pratiche nella vostra vita:

Routine mattutina: Iniziate la giornata con qualche minuto di esercizi di autocura per allineare la colonna vertebrale e favorire una buona postura.

Lavoro alla scrivania o in ufficio: se avete un lavoro alla scrivania, fate delle brevi pause per eseguire esercizi di stretching o di correzione della postura durante la giornata.

Rilassamento serale: Rilassatevi la sera con esercizi di rilassamento e respirazione per alleviare lo stress e la tensione.

Coerenza: La costanza è la chiave per sperimentare i benefici della cura auto-chiropratica. Fate in modo che diventi un'abitudine quotidiana e, col tempo, noterete cambiamenti positivi nella salute della colonna vertebrale e nel benessere generale.

<u>Controlli regolari</u>: Valutare periodicamente i propri progressi e apportare le modifiche necessarie alla propria routine. Consultate un medico se avete dubbi o domande.

<u>Supporto allo stile di vita</u>: Completate la vostra routine di guarigione auto-chiropratica con uno stile di vita sano che includa una dieta equilibrata, un regolare esercizio fisico e un sonno adeguato.

L'IMPORTANZA DELLA SALUTE DELLA COLONNA VERTEBRALE

La colonna vertebrale umana è davvero l'albero della vita:

La colonna vertebrale è composta da un totale di 33 ossa vertebrali, nove delle quali sono fuse insieme all'estremità inferiore per formare il sacro e il coccige. Le vertebre sono disposte a pila, come blocchi da costruzione, e sono separate da dischi intervertebrali fatti di cartilagine. Ogni singola vertebra presenta una struttura ossea di forma ovale, nota come corpo vertebrale. Inoltre, nella parte posteriore della vertebra, situata dietro il corpo vertebrale, è presente un'apertura sostanziale, denominata canale spinale. All'interno di questo canale spinale scorrono il midollo spinale e i nervi, che si estendono dal cervello fino all'osso sacro. Questi nervi fungono da vie di comunicazione, trasmettendo i segnali dal cervello ai muscoli e al resto del corpo.

Le sezioni robuste delle vertebre che formano i lati del canale spinale sono chiamate peduncoli, mentre l'osso robusto che costituisce la parte posteriore del canale spinale è noto come lamina. Quando ci si tocca la schiena, si può sentire una proiezione ossea che si estende dalla lamina, chiamata processo spinoso.

Ogni vertebra è collegata alla vertebra vicina attraverso tre articolazioni distinte: un disco intervertebrale e due articolazioni facciali. Le articolazioni facciali sono situate verso la parte posteriore della colonna vertebrale su ciascun lato, in prossimità della lamina. L'intricata interazione tra queste tre articolazioni a ogni livello della colonna vertebrale non solo garantisce una notevole flessibilità, ma assicura anche la stabilità e protegge dalle lesioni.

Il disco intervertebrale, un cuscinetto di cartilagine flessibile, possiede una struttura a doppio strato. Il suo nucleo interno è chiamato nucleo polposo, mentre lo strato esterno, più duro, è conosciuto come anulus fibrosis. Questo disco funge da ammortizzatore, facilitando il movimento e la flessibilità della colonna vertebrale.

Le articolazioni facciali, invece, sono articolazioni sinoviali compatte posizionate nella parte posteriore della colonna vertebrale su entrambi i lati, dove si collegano in prossimità della lamina. Queste articolazioni sono racchiuse in una robusta capsula articolare esterna.

La sezione più alta della colonna vertebrale è denominata colonna cervicale ed è composta da un totale di 7 vertebre. Ad eccezione della prima e della seconda vertebra cervicale, ogni vertebra a questo livello presenta tre articolazioni: un disco intervertebrale anteriore e due articolazioni facciali posteriori. La colonna vertebrale cervicale è eccezionalmente flessibile, il che la rende più soggetta a lesioni. Inoltre, la colonna vertebrale cervicale presenta piccole aperture su entrambi i lati per ospitare un vaso sanguigno specializzato noto come arteria vertebrale, responsabile del trasporto del sangue al cervello.

Passando alla parte centrale della colonna vertebrale, incontriamo la colonna vertebrale toracica, che comprende 12 vertebre. Queste vertebre toraciche sono collegate alle costole e allo sterno, noto come sterno. La colonna vertebrale toracica, grazie alla sua limitata gamma di movimenti e alla sua flessibilità, è notevolmente robusta e tende a essere resistente alle lesioni.

Scendendo ulteriormente lungo la colonna vertebrale, si arriva alla colonna lombare, composta da 5 vertebre. Nella regione lombare è presente una notevole gamma di movimenti in termini di flessione ed estensione, mentre la rotazione è relativamente limitata. Queste vertebre lombari, essendo le più grandi della colonna vertebrale, sopportano il peso maggiore del corpo e sopportano carichi e sollecitazioni notevoli. Non sorprende quindi che la colonna vertebrale lombare sia la regione più comunemente colpita.

Il segmento più basso della colonna vertebrale, saldamente collegato al bacino, è noto come osso sacro. Composto da 5 ossa fuse tra loro, l'osso sacro costituisce una base stabile per la colonna vertebrale. Inoltre, il coccige, composto da 4 piccole ossa fuse insieme, costituisce il coccige, segnando l'estremità più bassa della colonna vertebrale.

Una sublussazione vertebrale, come descritta dai fondatori della chiropratica, D.D. Palmer e B.J. Palmer, si riferisce a una condizione in cui vi è una pressione sui nervi, con conseguente funzionamento anomalo e potenziale causa di un disturbo in qualche parte del corpo, sia nella sua funzione che nella sua struttura. È importante notare che le sublussazioni non sono sempre visibili attraverso le radiografie.

I chiropratici che aderiscono agli insegnamenti tradizionali di Palmer continuano a sottolineare l'importanza della sublussazione vertebrale, sostenendo che può avere un impatto sostanziale sulla salute. Essi incorporano anche una componente viscerale in questa definizione.

La postura eretta degli esseri umani, con una posizione bipede sulle gambe, offre un vantaggio significativo, liberando gli arti superiori dalle esigenze di locomozione. Questa liberazione consente di utilizzare le mani sia per creare che per utilizzare gli strumenti. Questo vantaggio unico, unito alle capacità cognitive dell'Homo sapiens, è stato determinante nel garantire all'uomo la superiorità intellettuale e tecnologica rispetto ad altre specie e creature.

Tuttavia, questa postura vantaggiosa comporta anche una serie di sfide. Il corpo umano, in posizione eretta, sottopone la colonna vertebrale a notevoli sollecitazioni a causa del peso dei vari organi e della testa. Qualsiasi sollevamento o movimento scorretto può affaticare le vertebre, portando potenzialmente alla sublussazione, una condizione in cui le vertebre diventano disallineate.

Quando si verifica una sublussazione, c'è il rischio che queste vertebre disallineate schiaccino i nervi che passano attraverso le aperture, note come forami, tra le vertebre adiacenti.

È importante capire che i nervi funzionano come fili elettrici: per funzionare in modo ottimale devono essere liberi da compressioni o pizzicotti. Anche una leggera pressione sui nervi può ostacolare la loro capacità di trasmettere efficacemente i segnali.

Questa interferenza può estendersi al controllo dei nervi sugli organi e sui vasi sanguigni in varie parti del corpo, che in ultima analisi può portare a problemi di salute e a malattie derivanti da una cattiva postura della colonna vertebrale o da una sublussazione vertebrale.

Molti disturbi umani possono essere ricondotti a deformazioni e sublussazioni della colonna vertebrale. Le malattie specifiche che si manifestano dipendono spesso dalla posizione di queste sublussazioni vertebrali. Tra queste, le sublussazioni cervicali e dorsali sono particolarmente preoccupanti, poiché hanno il potenziale di interrompere completamente il funzionamento del nervo vago, una componente cruciale per il rilassamento e la guarigione.

Inoltre, possono ostacolare il corretto funzionamento di fegato, stomaco e pancreas, causando una serie di disturbi come gastrite, gastroparesi, sindrome dell'intestino irritabile (IBS), diabete e stanchezza cronica.

Quando i pazienti non sono consapevoli di queste sublussazioni e avvertono solo i sintomi fisici ad esse associati, possono intraprendere un percorso di sperimentazione di vari farmaci, erbe, integratori e persino sospettare infezioni o carenze nutrizionali.
Per trovare sollievo possono ricorrere ad antidepressivi, stimolanti o diete diverse.
Tuttavia, ciò di cui potrebbero non rendersi conto è che il loro problema di fondo è di natura meccanica. Per affrontarlo in modo efficace, dovrebbero prendere in

considerazione una prospettiva chiropratica che si concentri sugli aspetti meccanici della loro condizione.

In alcuni casi, i medici chiropratici hanno ottenuto risultati notevoli nel trattamento di patologie come la cecità, agendo sulla compressione dei nervi del collo. Hanno alleviato con successo i sintomi dell'IBS regolando le vertebre toraciche e dorsali.

Il disturbo da stress post-traumatico è stato migliorato correggendo la postura del collo. Anche condizioni come l'ernia iatale sono migliorate grazie alla correzione delle sublussazioni e allo scarico dei nervi che controllano il diaframma.

Il dottor Suzuki Kuny, nel suo libro "Health Revolution", ha condiviso il suo viaggio personale per superare l'epilessia. Per un colpo di fortuna, si è imbattuto in una rivelazione sorprendente: la causa scatenante della sua epilessia era un coccige disallineato, una parte critica della colonna vertebrale.

Grazie alla correzione dell'allineamento del coccige, il paziente non solo è riuscito a guarire dall'epilessia, ma si è anche liberato dalla dipendenza da numerosi farmaci inefficaci prescritti dal personale sanitario. Questi farmaci non solo non erano riusciti ad alleviare la sua condizione, ma avevano anche contribuito allo sviluppo di disturbi iatrogeni, tra cui problemi gastrointestinali e dolore.

Il Dr. Kuny ha sottolineato che grazie agli aggiustamenti della colonna vertebrale e del coccige ha sperimentato una guarigione completa e si è sentito in dovere di condividere la sua straordinaria testimonianza nel suo libro a beneficio di altri.

Nelle pagine di questo libro esploreremo una selezione di esercizi che sono efficienti in termini di tempo e adattabili a chiunque, ovunque. Questi esercizi hanno il potenziale per rinvigorire e allineare efficacemente la colonna vertebrale.

Alcuni di questi esercizi non richiedono attrezzature speciali e possono essere eseguiti autonomamente, mentre altri possono richiedere l'assistenza di un dispositivo, rendendoli accessibili anche a persone con problemi di salute.

Il concetto e la logica alla base di questi esercizi sono radicati nel desiderio di riportare la colonna vertebrale a uno stato di rilassamento, libera dai pesi e dalle sublussazioni che possono essersi accumulati nel tempo.

L'obiettivo è riportare la colonna vertebrale alle condizioni di vitalità, flessibilità e allineamento di un tempo.

<u>GLI ESERCIZI</u>

L'esercizio del pesce d'oro:

L'esercizio del pesce rosso, attribuito al suo inventore Katsuzo Nishi e componente essenziale delle sue sei leggi sulla salute, ha come scopo l'aggiustamento della colonna vertebrale e la correzione delle sublussazioni. Il suo nome, "esercizio del pesce rosso", deriva dalla somiglianza dei movimenti del corpo umano durante l'esercizio con quelli di un pesce rosso che nuota.

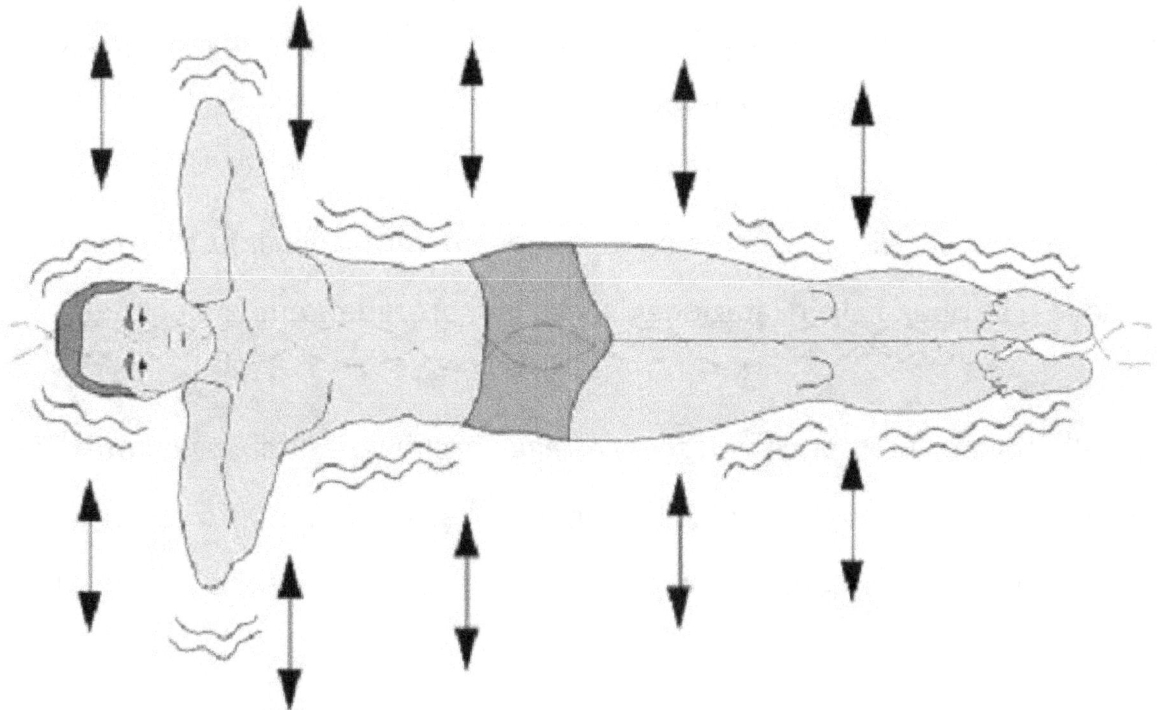

Come spiegato in precedenza, i nostri nervi si estendono dai lati destro e sinistro della colonna vertebrale. Durante l'esecuzione di questo esercizio, ogni volta che la colonna vertebrale si piega verso destra, si ottiene una maggiore libertà e impulsi nervosi più forti sul lato sinistro. Viceversa, quando la colonna vertebrale si piega verso sinistra, si allargano i forami (aperture) sul lato destro tra le vertebre, liberando i nervi e aumentando la forza degli impulsi su quel lato. Oscillando alternativamente a destra e a sinistra, gli impulsi nervosi diventano sempre più forti in entrambe le direzioni. È come se un impulso elettrico partisse dal centro della colonna vertebrale e si diffondesse sia a destra che a sinistra.

Questo fenomeno porta alla costrizione dei capillari in tutto il corpo durante l'esercizio. Inoltre, favorisce una distribuzione equilibrata degli impulsi nervosi in tutto il corpo, promuovendo la simmetria dell'innervazione.

L'esercizio facilita anche il ritorno del sangue dalle gambe al cuore, a beneficio della circolazione sanguigna e del sistema cardiovascolare. Inoltre, favorisce il movimento della linfa, aiutando ad alleviare gli edemi stagnanti.

Al termine dell'esercizio, spesso si avverte una sensazione di formicolio in tutto il corpo. Questa sensazione è attribuita alla dilatazione dei capillari precedentemente costretti.

L'oscillazione della colonna vertebrale non solo corregge le sublussazioni, ma contribuisce anche al riposizionamento di molti organi del corpo. Di conseguenza, questo esercizio si rivela molto utile per condizioni come la gastroptosi, in cui gli organi si sono spostati dalla loro posizione normale.

Per iniziare, sdraiatevi supini. Quindi, flettere delicatamente le dita dei piedi verso le ginocchia, formando un angolo acuto, assicurandosi che entrambe le suole rimangano uniformi. Posizionare le mani incrociate contro la quarta o la decima vertebra cervicale (vicino al collo). Mantenendo questa postura, create un movimento ondeggiante simile a quello di un pesce rosso che nuota. Dedicate da uno a due minuti alla pratica di questo esercizio ogni mattina e sera.

Dopo aver affrontato le sublussazioni delle vertebre verso l'esterno e verso l'interno utilizzando un letto piatto e garantendo la curvatura fisiologica delle vertebre cervicali con un cuscino solido, è il momento di affrontare la scoliosi (sublussazione laterale) con l'esercizio del pesce rosso.

Questo particolare esercizio aiuta a correggere il disallineamento degli sbocchi vertebrali attraverso i quali emergono i nervi spinali. Questa correzione allevia la pressione indebita su questi nervi e attenua la paralisi dei nervi periferici. Di conseguenza, contribuisce a migliorare il funzionamento generale del sistema nervoso e a regolare la circolazione sanguigna.

Inoltre, questo esercizio favorisce la regolarità del movimento intestinale, riducendo il rischio di torsione o ostruzione intestinale. Questo, a sua volta, favorisce il funzionamento fisiologico dell'intestino.

Inoltre, aiuta ad armonizzare gli squilibri tra il lato destro e quello sinistro del corpo causati da movimenti professionali, sport e altre attività. Nel tempo, favorisce un equilibrio armonico tra corpo e mente.

Per eseguire efficacemente l'esercizio del pesce rosso è indispensabile un rilassamento completo. In alternativa, si può tenere un paio di stampelle alte e far oscillare delicatamente le anche da un lato all'altro per eliminare le distorsioni della colonna vertebrale prima di provare l'esercizio standard del pesce rosso. Quando si applica questo esercizio a un paziente, un assistente può tenere le caviglie del paziente e scuoterle delicatamente lateralmente per ottenere l'effetto desiderato.

Per chi trova impegnativo l'esercizio del pesce rosso, esiste un utile dispositivo noto come Chi Machine. Questo dispositivo è straordinariamente semplice da usare, con un design che comprende maniglie per ogni caviglia e la possibilità di oscillare delicatamente il corpo da sinistra a destra.

Per utilizzare la Chi Machine è sufficiente reclinarsi sulla schiena, posizionare le caviglie in modo sicuro negli appositi supporti e attivare la macchina. Esistono diverse varianti di macchine Chi, tutte basate sullo stesso principio fondamentale.

Tuttavia, alcuni modelli offrono funzioni aggiuntive come il controllo della velocità, che si rivela particolarmente utile per le persone anziane o malate che potrebbero aver bisogno di regolare la velocità di oscillazione. Inoltre, alcuni apparecchi sono dotati di timer, che consentono di impostare una durata specifica per l'esecuzione delle delicate oscillazioni del corpo.

La Chi Machine offre un'esperienza profondamente rilassante e rigenerante, combattendo efficacemente la stanchezza. Rivitalizza il corpo e aiuta a raggiungere una postura più eretta.

The Mid Position

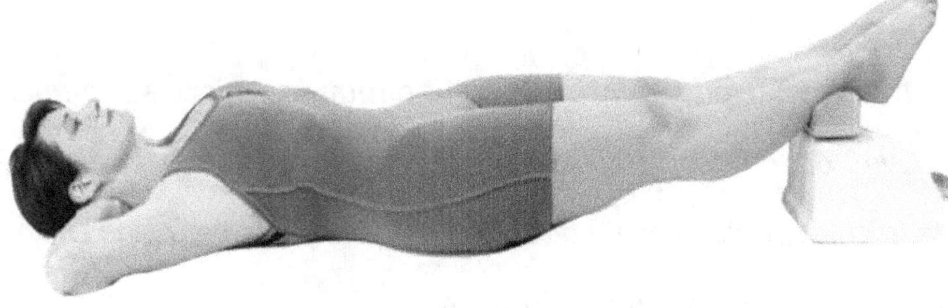

The Goldfish Position

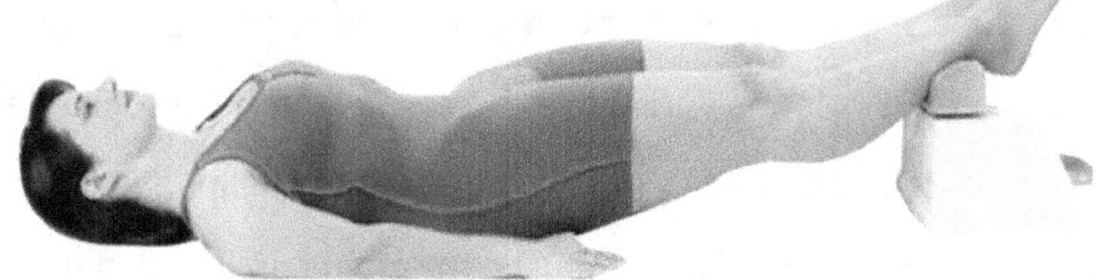

The Stretched Back Position

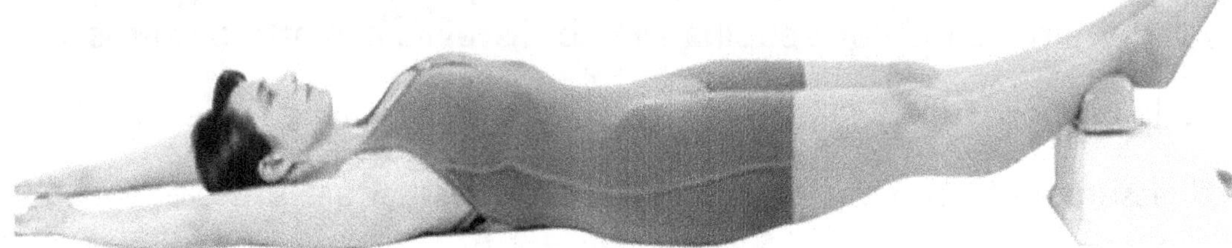

Il secondo esercizio

Dormire sulla schiena su un letto duro:

"l'ami de la colonne faible est le plan dur, table ou lit a matelas mince sur planches". Dr. Andre de Sambucy, Gymnastique corrective et traitement respiratoire, pagina 120.

" Il miglior amico della colonna vertebrale debole è un letto piatto e duro" Dr. Andre de Sambyc, Ginnastica correttiva e terapia respiratoria.

Un altro strumento prezioso per l'aggiustamento della colonna vertebrale non è un esercizio, ma piuttosto una specifica postura per dormire. Dormire in posizione supina può allineare efficacemente la colonna vertebrale, poiché la superficie solida del letto esercita una pressione sui processi spinosi, favorendo il perfetto allineamento di tutte le vertebre toraciche e lombari. Questo allineamento non solo ha un impatto positivo sulla salute della colonna vertebrale, ma migliora anche l'efficienza del fegato.

Chi ha l'abitudine di dormire in posizione supina spesso si sveglia al mattino rinfrescato e rinvigorito, grazie alla migliore funzionalità del fegato. Questa postura permette agli organi del corpo di assumere le loro posizioni naturali senza esercitare pressione gli uni sugli altri. Al contrario, dormire sul lato sinistro può portare il fegato a premere contro il cuore, lo stomaco, il pancreas e i polmoni, causando potenzialmente difficoltà respiratorie. Sul lato destro, il fegato subisce la pressione del cuore e dello stomaco.

Dormire sulla schiena favorisce anche il processo di ritorno venoso, facilitando il ritorno del sangue al cuore. Inoltre, questa posizione di riposo, in particolare su una superficie solida come un pavimento duro, può aiutare a risolvere le sublussazioni lombari, favorendo l'efficace funzionamento dei reni, degli organi sessuali e degli arti inferiori.

Questo metodo di sonno ha il potenziale per fornire un rapido sollievo dal dolore al nervo sciatico.

Secondo Katsuzo Nishi, dormire su un pavimento duro migliora il sistema immunitario, garantendo una distribuzione uniforme dei nervi e dei vasi sanguigni sulla superficie del letto. Questo, a sua volta, stimola la produzione di ioni vitali nel corpo, favorendo una maggiore vitalità.

Nel suo libro "L'ingegneria della salute di Nishi" sul male piatto, Nishi ha detto che tra le varie vertebre della colonna vertebrale, alcune posizioni sono particolarmente suscettibili di sublussazioni sfavorevoli. La prima e la quarta vertebra cervicale sono particolarmente vulnerabili alla sublussazione. Se la sublussazione si verifica nella prima vertebra cervicale, può avere un impatto significativo su varie parti del corpo, tra cui occhi, viso, collo, polmoni, diaframma, stomaco, reni, ghiandola surrenale, cuore, milza e intestino. La sublussazione della quarta vertebra cervicale, invece, è più probabile che influisca su occhi, viso, collo, polmoni, diaframma, fegato, cuore, milza, ghiandola surrenale, naso, cuore, denti, gola e altro ancora.

Nell'ambito delle vertebre toraciche, la seconda, la quinta e la decima vertebra sono particolarmente soggette a sublussazione. La sublussazione della seconda vertebra toracica può avere un impatto sui polmoni e sulla pleura. Se si verifica nella quinta vertebra toracica, possono insorgere problemi agli occhi, alla gola, allo stomaco e alla tiroide. La sublussazione della decima vertebra toracica può causare disturbi a occhi, cuore, reni, intestino, naso e altro ancora.

Passando alle vertebre lombari, la seconda e la quinta vertebra sono predisposte alla sublussazione. La sublussazione della seconda vertebra lombare può manifestarsi con condizioni quali infiammazione della vescica, appendicite e problemi legati agli organi sessuali. Nel caso della sublussazione della quinta vertebra lombare, potrebbe essere associata a problemi all'ano, con possibili patologie come le emorroidi.

Sebbene le vertebre citate siano particolarmente inclini alla sublussazione da un punto di vista dinamico, è importante notare che fattori esterni, esigenze lavorative, lesioni o altre cause possono portare alla sublussazione di qualsiasi vertebra. Di conseguenza, un'ampia gamma di malattie o disturbi può essere attribuita al disallineamento della colonna vertebrale. Al contrario, anche piccoli disturbi degli organi interni possono provocare condizioni indesiderate all'interno della colonna vertebrale.

Nel suo libro "La chiave del ringiovanimento", Mary Ellison rivela che la chiave per ringiovanire il suo corpo e l'aspetto del viso è stata una semplice pratica: dormire sulla schiena su una superficie solida, come un pavimento duro.

Se soffrite di reflusso acido, potete sollevare leggermente il letto intorno alla testa mentre dormite sulla schiena su un pavimento duro. Alcune persone, per qualche motivo, possono aggravare il reflusso acido quando dormono sulla schiena. Quindi, elevare il letto dal lato della testa può aiutare a risolvere questo problema.

IL TERZO STRUMENTO

Il dispositivo di trazione cervicale :

Il collo è un importante collegamento tra il resto del corpo e la testa. È un collegamento neurologico. È un ponte circolatorio e un pilastro che sostiene la testa al di sopra del corpo.

Sembra che la sublussazione delle vertebre del collo possa essere la causa principale di numerose malattie.

È bastato un massaggio al collo dell'osteopata danese Stanley Rosenberg per guarire un bambino autistico dal suo autismo. Sì, è vero. Avete capito bene.

La disfunzione del midollo allungato potrebbe essere un potenziale fattore che contribuisce all'autismo? Il dottor Stanley Rosenberg sostiene di aver trattato con successo un bambino americano affetto da autismo utilizzando tecniche di massaggio del collo, come mostrato nel video sottostante.

Il dottor Ali Musaraf, medico di origine indiana che opera nel Regno Unito, esplora l'importanza della salute del collo nel suo libro "The Neck Connection". Egli sottolinea la natura delicata della circolazione sanguigna nel collo e come qualsiasi interruzione dell'apporto di sangue, con conseguente insufficienza di glucosio e ossigeno, possa avere un impatto sul midollo allungato. Suggerisce che semplici tecniche di massaggio del collo possono aiutare a ripristinare il corretto flusso sanguigno e potenzialmente alleviare diversi problemi di salute.

Il dottor Bodo Kuklinski, un biohacker tedesco che si occupa di mitocondri, condivide una prospettiva simile. Egli afferma che la circolazione del collo svolge un ruolo cruciale nel funzionamento ottimale del midollo allungato e si spinge fino a sostenere che la terapia di massaggio del collo può contribuire al ripristino della funzione mitocondriale. Il suo libro, "Il collo - l'anello più debole": Causes, Effects, and Successful Therapy", approfondisce queste idee.

Queste discussioni tracciano un parallelo con il famoso medico spagnolo Asuero, noto per i suoi straordinari trattamenti, spesso considerati miracolosi. Alcuni individui costretti sulla sedia a rotelle avrebbero riacquistato la capacità di camminare dopo essersi sottoposti alla terapia nasale a corrente galvanica di Asuero, che mirava a ripristinare la funzione del midollo allungato.

In sintesi, diversi esperti e professionisti suggeriscono che affrontare la salute e la circolazione del collo attraverso le tecniche di massaggio potrebbe potenzialmente avere benefici terapeutici di vasta portata, tra cui il ripristino della funzione del midollo allungato e l'attenuazione di alcune condizioni di salute.

Un dispositivo di trazione cervicale è un apparecchio medico progettato per fornire trazione o decompressione alla colonna vertebrale cervicale, ovvero la regione della colonna vertebrale situata nel collo. Questi dispositivi sono utilizzati in ambito medico a scopo terapeutico e, in alcuni casi, possono essere prescritti anche per uso domestico.

L'obiettivo principale della trazione cervicale è quello di alleviare la pressione sulle vertebre cervicali, sui dischi e sulle strutture circostanti, come i nervi e i tessuti molli. Questo può essere utile per diverse condizioni mediche e sintomi, tra cui:

Un dispositivo di trazione cervicale è un apparecchio medico progettato per fornire trazione o decompressione alla colonna vertebrale cervicale, ovvero la regione della colonna vertebrale situata nel collo. Questi dispositivi sono utilizzati in ambito medico a scopo terapeutico e, in alcuni casi, possono essere prescritti anche per uso domestico.

L'obiettivo principale della trazione cervicale è quello di alleviare la pressione sulle vertebre cervicali, sui dischi e sulle strutture circostanti, come i nervi e i tessuti molli.

Può essere utile per diverse condizioni mediche e sintomi, tra cui:

Dolore al collo: La trazione cervicale può aiutare ad alleviare il dolore al collo causato da condizioni come l'ernia del disco cervicale, la stenosi cervicale o gli spasmi muscolari.

Compressione nervosa: Se un nervo della colonna vertebrale cervicale è compresso o schiacciato, la trazione può contribuire a ridurre la pressione e ad alleviare i sintomi come il dolore, l'intorpidimento o il formicolio che si irradiano alle braccia e alle mani.

Radicolopatia cervicale: questa patologia comporta l'irritazione o la compressione delle radici nervose della colonna vertebrale cervicale, spesso con conseguente dolore o debolezza del braccio. La trazione cervicale può dare sollievo.

Spondilosi cervicale: Conosciuta anche come osteoartrite cervicale, questa patologia comporta la degenerazione delle vertebre e dei dischi cervicali. La trazione può aiutare a gestire il dolore e a migliorare la mobilità.

Tensione e spasmi muscolari: La trazione cervicale può aiutare a rilassare i muscoli del collo e a ridurre gli spasmi muscolari.

La trazione cervicale può essere somministrata con vari metodi, tra cui la trazione manuale eseguita da un operatore sanitario, i dispositivi meccanici o le unità di trazione sopra la porta. I dispositivi di trazione cervicale domiciliare sono progettati per l'autosomministrazione sotto la guida di un operatore sanitario.

Questi dispositivi prevedono in genere un'imbracatura o un collare che avvolge il collo ed è collegato a un peso, a una pressione d'aria o a un sistema meccanico che tira delicatamente il collo, creando una forza di stiramento o decompressione. La durata e l'intensità della trazione cervicale sono determinate dalle condizioni del paziente e dalle raccomandazioni del medico.

Un dispositivo di trazione cervicale è un apparecchio medico progettato per fornire trazione o decompressione alla colonna vertebrale cervicale, ovvero la regione della colonna vertebrale situata nel collo. Questi dispositivi sono utilizzati in ambito medico a scopo terapeutico e, in alcuni casi, possono essere prescritti anche per uso domestico.

L'obiettivo principale della trazione cervicale è quello di alleviare la pressione sulle vertebre cervicali, sui dischi e sulle strutture circostanti, come i nervi e i tessuti molli.

Può essere utile per diverse condizioni mediche e sintomi, tra cui:

<u>Dolore al collo</u>: La trazione cervicale può aiutare ad alleviare il dolore al collo causato da condizioni come l'ernia del disco cervicale, la stenosi cervicale o gli spasmi muscolari.

Compressione nervosa: Se un nervo della colonna vertebrale cervicale è compresso o schiacciato, la trazione può contribuire a ridurre la pressione e ad alleviare i sintomi come il dolore, l'intorpidimento o il formicolio che si irradiano alle braccia e alle mani.

Radicolopatia cervicale: questa patologia comporta l'irritazione o la compressione delle radici nervose della colonna vertebrale cervicale, spesso con conseguente dolore o debolezza del braccio. La trazione cervicale può dare sollievo.

Spondilosi cervicale: Conosciuta anche come osteoartrite cervicale, questa patologia comporta la degenerazione delle vertebre e dei dischi cervicali. La trazione può aiutare a gestire il dolore e a migliorare la mobilità.

Tensione e spasmi muscolari: La trazione cervicale può aiutare a rilassare i muscoli del collo e a ridurre gli spasmi muscolari.

La trazione cervicale può essere somministrata con vari metodi, tra cui la trazione manuale eseguita da un operatore sanitario, i dispositivi meccanici o le unità di trazione sopra la porta. I dispositivi di trazione cervicale domiciliare sono progettati per l'autosomministrazione sotto la guida di un operatore sanitario.

Questi dispositivi prevedono in genere un'imbracatura o un collare che avvolge il collo ed è collegato a un peso, a una pressione d'aria o a un sistema meccanico che tira delicatamente il collo, creando una forza di stiramento o decompressione. La durata e l'intensità della trazione cervicale sono determinate dalle condizioni del paziente e dalle raccomandazioni del medico.

Tra le opzioni più sicure per i dispositivi di trazione cervicale ci sono quelli che possono essere comodamente installati utilizzando una porta. Conosciuti come dispositivi di trazione cervicale "over-the-door", sono adatti all'uso sia negli studi di terapia che a casa.

Questo tipo di trazione prevede in genere il fissaggio di un'imbracatura o di una fascia imbottita intorno alla testa e al collo. L'imbracatura viene poi collegata a un sistema composto da una corda e da una carrucola, che viene posizionato sopra una porta.

In alcuni casi, all'estremità della corda può essere attaccato un peso aggiuntivo, oppure si può tirare manualmente la corda per creare l'effetto di allungamento sul collo.

La terapia di trazione del collo dovrebbe essere eseguita almeno due volte al giorno, con una durata di circa 5-10 minuti per ogni sessione.

Quando si pratica la trazione del collo, è fondamentale esercitare cautela ed evitare una forza eccessiva.

L'obiettivo è guidare delicatamente la testa e assistere le vertebre cervicali nel processo di riaggiustamento e riallineamento.

La costanza è fondamentale, così come è essenziale non sforzarsi troppo e non tirare eccessivamente.

L'obiettivo principale è quello di promuovere la guarigione all'interno del corpo piuttosto che causare danni o lesioni.

Il quarto strumento

Il cuscino di legno

Il cuscino di legno, uno strumento unico e innovativo, svolge un ruolo fondamentale nel trattamento della sublussazione cervicale. A differenza dei dispositivi di trazione tradizionali che si basano su forze di trazione, il cuscino di legno adotta un approccio diverso. Non tira la testa e il collo, ma esercita una pressione delicata ma mirata sulle vertebre cervicali, favorendo il ripristino della naturale curvatura e concavità della colonna vertebrale.

Nella nostra vita moderna, caratterizzata da ore prolungate trascorse in posizioni sedentarie e da posture del collo spesso tese, questa curvatura naturale del collo può essere compromessa. Il cuscino di legno interviene come rimedio, aiutando le persone a ritrovare questo allineamento essenziale. Tuttavia, è importante notare che l'esperienza iniziale con un cuscino di legno può non essere sempre del tutto confortevole.

Quando si appoggia per la prima volta il collo e la testa sul cuscino di legno, si può avvertire una sensazione di fastidio o di lieve disagio. Questa sensazione, paradossalmente, serve come una sorta di barometro per la vostra salute. Segnala che in precedenza il collo non era perfettamente allineato e il disagio è un segno che il cuscino di legno sta iniziando ad affrontare e correggere il problema.

L'ideale è passare gradualmente a dormire sul cuscino di legno per tutta la notte. Questa durata prolungata permette al cuscino di legno di esercitare efficacemente la sua influenza correttiva. Tuttavia, è comprensibile che molte persone non siano inizialmente abituate alla consistenza del cuscino di legno. Di conseguenza, un approccio graduale può risultare più comodo.

All'inizio si può iniziare a usare il cuscino di legno per periodi più brevi, magari solo 10-15 minuti alla volta. Questo utilizzo a breve termine serve come fase introduttiva, consentendo al corpo di adattarsi al supporto unico fornito dal cuscino in legno. Con il passare del tempo, man mano che il livello di comfort aumenta e il corpo si adatta, è possibile prolungare la durata dell'utilizzo, fino a passare a dormire su di esso per tutta la notte.

Il design e la funzione del cuscino in legno sono radicati nella consapevolezza che l'allineamento del collo influenza profondamente la salute generale della colonna vertebrale. Applicando una leggera pressione sulle vertebre cervicali, questo cuscino favorisce il ripristino della curva naturale del collo, che può essere compromessa dallo stile di vita e dalle abitudini moderne.

I benefici dell'uso di un cuscino di legno vanno oltre la semplice correzione della postura. Con il graduale riallineamento delle vertebre cervicali, gli individui possono sperimentare miglioramenti in vari aspetti del loro benessere. Molti utenti riferiscono una riduzione del dolore al collo e alla schiena, una migliore qualità del sonno e un senso di maggiore vitalità ed energia.

Vale la pena di notare che, sebbene il cuscino di legno possa inizialmente sembrare poco familiare, il suo potenziale di trasformazione per la salute del collo e il benessere generale può essere davvero notevole. Nell'intraprendere questo viaggio di riallineamento della colonna vertebrale, ricordate di essere pazienti con voi stessi e di concedere al vostro corpo il tempo necessario per adattarsi. Il disagio che potreste incontrare inizialmente è un segno positivo di progresso, che segnala i cambiamenti positivi che si verificano nel vostro corpo.

In conclusione, il cuscino di legno offre una soluzione unica e naturale per affrontare la sublussazione cervicale e ripristinare la curvatura essenziale del collo. La sua leggera pressione e il suo sostegno possono portare a un miglioramento della postura, a una riduzione del dolore e a un maggiore benessere generale. Anche se il passaggio al cuscino di legno può richiedere un po' di pazienza e un adattamento graduale, i potenziali benefici per la salute e la vitalità ne fanno un investimento prezioso per il vostro benessere.

Secondo gli insegnamenti di Katsuzo Nishi, il cuscino di legno non solo contribuisce al benessere generale del nervo vago, ma offre anche benefici terapeutici per la salute della bocca e della tiroide. Inoltre, può potenzialmente aiutare gli aggiustamenti dentali all'interno delle mascelle.

Il quinto strumento:

Il tavolo di inversione

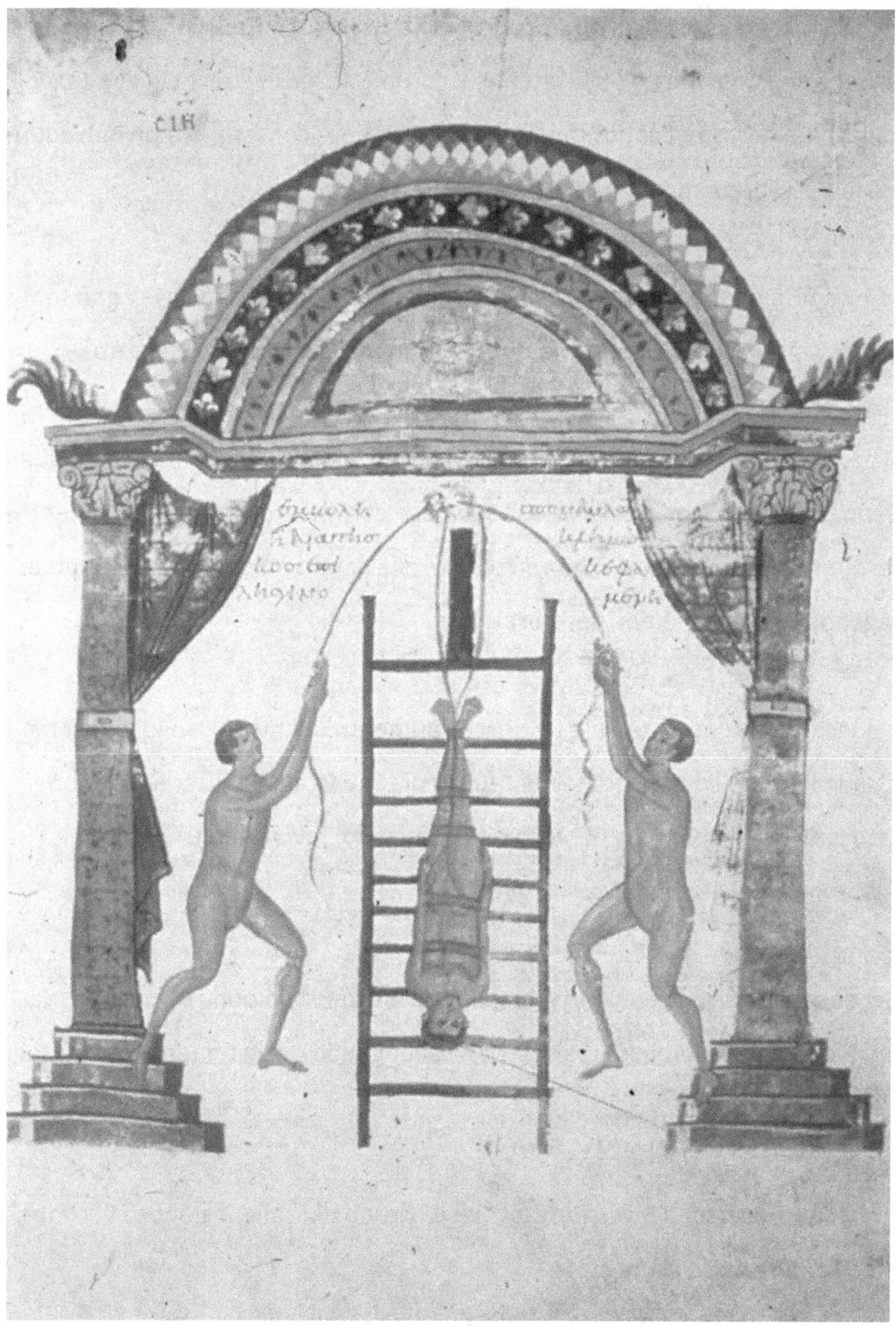

La tavola ad inversione offre un approccio diverso rispetto al tradizionale dispositivo di trazione del collo. Con questo apparecchio, il corpo è sospeso a testa in giù. I tavoli a inversione sono dispositivi appositamente progettati per consentire a un individuo di reclinarsi in posizione capovolta ad angoli regolabili.

L'utente è generalmente sdraiato su una piattaforma, mentre le caviglie sono tenute saldamente in posizione da una staffa dotata di un meccanismo a cricchetto.

La tavola ad inversione funziona secondo il principio dell'utilizzo della gravità. Quando una persona si sdraia su questo tavolo, il suo peso corporeo esercita naturalmente una trazione verso il basso sulla colonna vertebrale, alleviando efficacemente le sublussazioni e correggendo i disallineamenti vertebrali.

Inoltre, questa forza gravitazionale favorisce l'aumento del flusso sanguigno verso il cervello, migliorando l'ossigenazione di questo organo vitale. Inoltre, l'inversione promuove l'attività del sistema nervoso parasimpatico, favorendo uno stato di rilassamento.

I benefici della tavola ad inversione si estendono a tutta la colonna vertebrale, dal collo alle regioni toraciche e lombari. Ciò si ottiene allungando delicatamente questi segmenti della colonna vertebrale.

Inoltre, questo processo di inversione facilita il ritorno del sangue venoso al cuore, sfruttando l'influenza della gravità.

Per chi è alle prime armi con l'uso di una tavola ad inversione, è consigliabile iniziare con un angolo di inclinazione meno accentuato per una breve durata, in genere circa 1 o 2 minuti. Gradualmente, man mano che ci si abitua alla sensazione e agli effetti, si può aumentare l'angolo per ottenere un'inversione completa e rimanere comodamente in questa posizione per una durata di 10-15 minuti.

L'ULTIMO METODO DELLA NOSTRA AUTO-CHIROPRATICA È IL METODO DI RESPIRAZIONE HIDA:

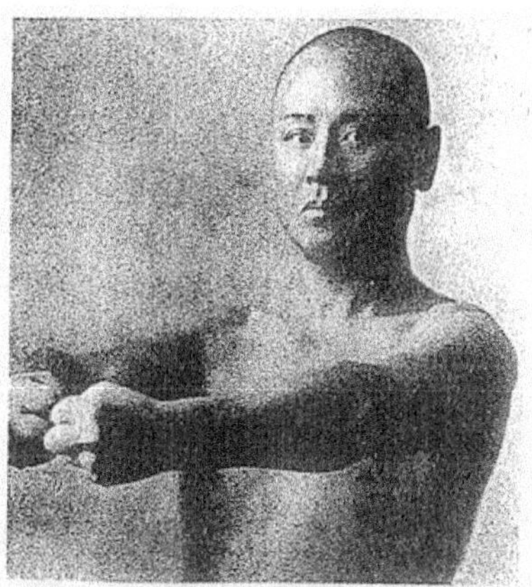

Il metodo di respirazione Hida comprende sia una tecnica di respirazione specializzata sia un metodo di correzione della postura.

Consiste nello sdraiarsi su una superficie solida, in genere sulla schiena, praticando la respirazione diaframmatica.

Questo approccio ha un duplice scopo: affrontare gli schemi di respirazione e allineare attivamente la postura del corpo.

In sostanza, la respirazione Hida mira a riallineare il centro di gravità alla sua posizione naturale, ripristinando l'equilibrio dell'intero corpo.

Ipermobilità e perdita del centro di gravità :

La perdita del centro di gravità è la causa della maggior parte delle malattie. In realtà, la NASA può pagarvi 20.000 dollari per un anno se dormite a testa in giù, in modo che gli scienziati possano studiare gli effetti dell'antigravità sulla salute umana. Quando perdiamo il centro di gravità, perdiamo l'equilibrio.

La terapia del letto inclinato aiuta le persone grazie al suo effetto sul centro di gravità e sulla circolazione. L'inventore Andrew Fletcher sostiene che l'altezza delle persone aumenta fino a un centimetro grazie all'IBD.

Si capisce subito che solo gli osteopati studiano seriamente questo argomento. L'ingegnere meccanico e inventore francese Gorgia Knap, che avrebbe inventato la prima motocicletta, ha scritto un libro sull'importanza del baricentro nella salute e nella malattia e sul fatto che la sua perdita è la causa di tutte le malattie. Inventò una serie di esercizi da fare per correggere e ripristinare un baricentro normale o quasi perfetto.

Anche l'inventore e fisico israeliano Moshe Feldenkrais aveva la stessa teoria di Kap e inventò un proprio metodo per correggere la postura e riportare il centro di gravità alla normalità.

La maggior parte degli animali lo sa per istinto naturale. Molti di voi hanno visto cani, gatti o cavalli scuotere velocemente il corpo con un rapido movimento di oscillazione lungo le vertebre della colonna per riportare alla normalità il centro di gravità.

E non si tratta di una scienza nuova: medici antichi come Avicenna o Ippocrate ne erano a conoscenza e hanno scritto libri che illustrano i metodi utilizzati per correggere la postura, la colonna vertebrale e il centro di gravità.

Forse la perdita del centro di gravità su Marte ha fatto dire a Elon Musk che ritiene che la prima colonia umana sul pianeta rosso morirà rapidamente. Perché gli astronauti soffrono tutti dell'effetto della perdita di gravità. E forse anche vivere in torri più alte non fa bene alla salute.

Harumitsu Hida

Approfondiamo la tecnica di respirazione che gli viene attribuita, ma prima di immergerci nel metodo stesso, forniamo una breve introduzione a lui.

Harumitsu Hida nacque il 25 dicembre 1883. Suo padre, Tatemitsu Kawai, era un medico. Quando aveva sei anni, sua madre e tre dei suoi fratelli morirono di malattia e lui stesso era molto fragile e malato.

Ecco come si descrive nei suoi scritti:

"Ero l'ottavo figlio di una famiglia che viveva in condizioni precarie. Mio padre aveva già 50 anni alla mia nascita e mia madre, essendo più anziana, non aveva latte materno a sufficienza. Ero molto magro, con un viso e un'andatura che ricordavano quelli di una bambina. Quando giocavo, gli altri bambini mi portavano spesso sulle loro spalle perché ero così leggero. Gli ospiti della nostra casa chiedevano spesso se fossi una bambina. Le mie ossa erano sottili e la mia pelle era pallida, secca e priva di grasso. Per questo motivo venivo spesso strofinata con olio su tutto il corpo...

Era così che la morte sembrava avvicinarsi a me, proprio come aveva preso i miei fratelli e sorelle. A sei anni ho contratto il tifo, che mi ha provocato una polmonite e un'asma accompagnata da una forte diarrea. Con una febbre di 40 gradi, ero così indebolito che i medici dichiararono il mio caso senza speranza.

Mio padre, che aveva perso un figlio nello stesso anno, era sull'orlo della disperazione. Si stava avvicinando il giorno dei morti. Mi disse: "Desidero che sopravviva, anche solo per questi tre giorni, così potremo passare insieme il Giorno dei Morti". Non sono morto, ma ero letteralmente pelle e ossa...

Per tutta l'infanzia mi sono ammalata continuamente e ho familiarizzato con ogni tipo di farmaco. Il mio sistema digestivo era fragile, soffrivo costantemente di emicranie e vertigini e prendevo continuamente il raffreddore. L'ambito della mia vita era confinato in un letto di malattia. L'immagine della mia infanzia è quella di un ragazzo con la pelle e le ossa, che se ne sta tristemente in piedi, rimpicciolendo il suo misero corpo nel vento freddo. Che infanzia buia è stata!...

In seguito, i miei compagni di classe mi soprannominarono "foglia di giunco" e io non riuscii a ribellarmi a un soprannome così umiliante. Dovevo semplicemente accettarlo e, quando diventava troppo doloroso, me ne andavo senza farmi notare... I miei bicipiti non erano più spessi dei polsi e mi vergognavo del mio corpo. Sospirai, pensando che il mio corpo non poteva sopportare il minimo sforzo. Ero davvero una 'foglia di giunco'...".

<u>Decide di trasformarsi</u>:

A diciotto anni, la consapevolezza della sua disperata fragilità lo porta a prendere la decisione di trasformare il proprio corpo.

"Un giorno ho iniziato a contemplare il mio futuro, il mio destino sociale. Ho avuto paura e ho iniziato a fare autocritica. Mi sono detto: 'Ehi, Harumitsu, cosa farai quando sarai così inutile? Un po' di freddo e già ti prendi un raffreddore. Mangi un po' e ti viene il mal di pancia, seguito dalla diarrea. Cammini un po' e sei stanco. Quando si dorme, si hanno solo incubi. Che senso ha vivere così? Che vita triste che fai; l'unica cosa a cui sei utile è nutrire la terra della tua tomba. '

Questo terribile pensiero mi attraversò il cuore, e un grande turbine si sollevò nel mio petto, oppresso da un senso di inferiorità... Nel profondo, desideravo ottenere una buona salute e un corpo robusto, come un assetato desidera bere. Non volevo solo una buona salute per evitare le malattie; volevo diventare forte, veramente forte, per poter fare coraggiosamente qualcosa per gli altri. Questo desiderio era una determinazione nella quale ho investito tutto il mio essere, permettendomi alla fine di trasformare il mio corpo e la mia mente. Era l'aprile del 1900, avevo 17 anni...

Le piante crescono come fiamme in estate, poi arriva l'autunno, seguito dall'inverno, e si ritirano sotto la neve. Tuttavia, si rallegrano del ritorno del sole quando arriva la primavera. Ma se la neve coprisse queste piante per quattro o cinque anni, morirebbero tutte. Il mio corpo non è forse simile a queste piante, coperto dalla neve per troppo tempo per poter rinascere in primavera? La mia vitalità non è forse completamente appassita? In questo stato, se facessi esercizio fisico, rischierei di distruggermi completamente. Cosa dovrei fare allora? Beh, devo semplicemente morire...

Nel mio Stato c'erano solo due opzioni: o vinco o muoio. È un onore per una persona morire mentre si sforza di raggiungere il proprio obiettivo. È così che ho fatto il primo passo...

Credevo di dover stabilire una base solida per la mia impresa. Dovevo capire la struttura del corpo umano. Per farlo, raccolsi i libri di anatomia e fisiologia dalla biblioteca di mio padre. Mi sono immerso nella lettura di questi libri con rispetto, proprio come un cristiano legge la Bibbia, perché erano opere decisive per la mia esistenza in questo mondo...

Lo studio delle funzioni interne del corpo, degli organi e dei visceri mi ha profondamente colpito per il mistero della vita in natura. Con sorpresa e profonda ammirazione, ho dovuto riconoscere la creazione divina e ho sviluppato la convinzione che esiste una stretta connessione tra fede e scienza. L'apprendimento del metabolismo e del rinnovamento cellulare mi ha particolarmente incoraggiato. Il corpo umano non è come una statua di pietra o di gomma; funziona attivamente ed è capace di auto-rinnovarsi. Se le cellule delle persone sane si rinnovano ogni sette anni, io impiegherei dieci anni per uscire dal mio stato di debolezza. Mi ci vorrebbero quindici anni per raggiungere un corpo normale. Perseverando per vent'anni, investendo la mia vita, credevo di poter superare il livello ordinario. In primavera, un albero di prugne fiorisce in modo ancora più fragrante se ha sopportato un inverno più rigido. L'emozione di questa decisione mi ha fatto venire le lacrime agli occhi...

Quando ho letto la frase: "Uno squisito profumo di fiori di susino primaverili si forma proprio perché ha sopportato la severità dell'inverno sotto la neve", mi sono commossa fino alle lacrime. Avevo bisogno di pazienza e di uno sforzo prolungato! Il mio cammino è indubbiamente lungo e difficile. Devo diventare come un fiore di susino. Pazienza e sforzo!".

Studio solitario :

"Seguendo le mie letture di anatomia e fisiologia, ho collezionato ogni sorta di libri sugli esercizi fisici, oltre a libri di medicina, igiene e fisiologia sportiva. Ogni volta che incontravo un nuovo esercizio, lo praticavo immediatamente e lo contemplavo. L'abbondanza di pratiche mi costringeva a fare delle scelte. Devo dire che non ho mai cercato un metodo personale; cercavo solo un modo per salvarmi dalla mia miseria fisica... Così ho preso come modello un corpo perfetto: la struttura ossea, i muscoli, la forma, gli organi interni e la capacità atletica. In un certo senso, era ridicolo per un miserabile come me prendere come modello il corpo ideale... Perciò non mi sono fermato ai metodi comuni che miravano a una banale efficacia, come la semplice ginnastica, la respirazione profonda, le abluzioni con l'acqua fredda e alcuni metodi di igiene che miravano a un minore benessere. Il mio obiettivo era quello di migliorare la qualità e l'efficacia di tutti questi esercizi attraverso un approccio sistematico...

Ho cercato un metodo che soddisfacesse le seguenti condizioni:

- La pratica del metodo deve essere attiva piuttosto che passiva, poiché l'obiettivo è ottenere un corpo forte e potente.

- L'esercizio deve essere fine a se stesso e non solo una preparazione per una tecnica.

- L'esercizio non deve richiedere spese o l'uso di attrezzature. La salute dovrebbe essere raggiunta attraverso il solo sforzo del corpo.

- Soprattutto, l'esercizio non deve richiedere una quantità significativa di tempo. Se l'esercizio fosse lungo, diventerebbe difficile da eseguire quotidianamente e potrebbe portare a un inutile affaticamento.

Così ho costruito la mia decisione di intraprendere questo percorso di trasformazione del corpo e ogni volta che sentivo parlare di qualcuno che si era impegnato a fondo per raggiungere il proprio obiettivo, studiavo sinceramente il suo approccio. Quante volte sono stata incoraggiata dagli altri quando stavo per arrendermi? Perché non avevo alcuna certezza di successo nella mia impresa, ma dovevo continuare a prescindere dal dolore del fallimento...

Quando ho letto la traduzione del romanzo "Montecristo" (di Alexandre Dumas), sono rimasto profondamente commosso da un prigioniero che aveva passato sette anni a scavare un tunnel e poi aveva dovuto ricominciare perché aveva scavato nella direzione sbagliata... Impiegherei dieci anni per avere un corpo in grado di sfuggire alla malattia, e dopo quindici anni avrei un corpo normale. Ci riuscirò, ci riuscirò... Un prigioniero si sforza di avere successo nella sua prigione; io, almeno, sono in un mondo libero. Come potrei non provarci?

Ogni volta che chiedevo a mio padre un nuovo libro, lui me lo comprava senza chiedermi quale fosse il mio obiettivo. Era semplicemente felice di vedermi studiare. A casa, durante i miei esercizi di addominali e di rafforzamento muscolare, cadevo, colpendo il pavimento con i piedi e con le mani, strappando le stuoie del tatami in più punti, staccando i supporti del pavimento, rompendo o forando le porte scorrevoli, eppure mio padre non mi ha mai rimproverato. Al contrario, sembrava felice di vedere me, che ero sempre stato così malato, muoversi con tanto vigore oggi. Mi lasciava fare per amore e pietà verso un figlio orfano di madre? Mio padre, come mio fratello maggiore, mi lasciava fare tutto quello che volevo. Nonostante la mia fragilità, è stato grazie al loro amore che ho potuto continuare a costruire il mio cammino. Ogni volta che ricordo l'affetto di mio padre, mi vengono le lacrime agli occhi...".

Primo risultato

"Nulla è straordinario come un atto compiuto con vitale determinazione; la massima sincerità può toccare il cielo. Sono riuscito a raggiungere il mio primo obiettivo.

Perché la mia salute è migliorata rapidamente. Il colore della mia pelle cambiò. Le mie braccia, che erano sottili come bastoni, si sono adornate di muscoli imponenti e le mie spalle sono diventate larghe. Mi sentivo bene nella mia pelle! Il mio viso rifletteva vitalità; i miei occhi erano vivi, il naso e la bocca erano tesi e pieni di forza. Dov'era l'ombra del bambino malaticcio del passato? Eppure, erano passati solo due anni da quando avevo iniziato, pensando che ci sarebbero voluti più di dieci anni per raggiungere un corpo normale...".

Dopo una breve introduzione a Harumitsu Hida, approfondiamo la sua potente tecnica di respirazione, nota come "Metodo di respirazione in posizione normale". Si tratta di un metodo semplice, che richiede di assumere una posizione supina su un pavimento rigido. Lo scopo di questa scelta è quello di facilitare la correzione dell'allineamento della colonna vertebrale.
In questa posizione reclinata, si inizia la pratica con un'inspirazione deliberata, enfatizzando l'espansione dell'addome e l'attivazione del diaframma. All'espirazione, si lascia che la pancia si sgonfi naturalmente.

È fondamentale mantenere un ritmo costante, con ogni inspirazione della durata minima di 4 secondi e ogni espirazione di circa 5-6 secondi.

L'ideale sarebbe praticare questa routine per una durata di 10-20 minuti, una o due volte al giorno.

I benefici di questa potente tecnica sono molteplici: aumenta in modo significativo la capacità polmonare e rappresenta un ottimo esercizio per rinfrescare la nostra funzione polmonare.

Inoltre, questo metodo serve a resettare il sistema nervoso autonomo, a rafforzare le difese immunitarie, ad allineare la colonna vertebrale, a favorire la digestione e a promuovere la chiarezza mentale. In sostanza, questo esercizio costituisce la pietra miliare del Metodo Hida per la Salute.